4°T⁵²d
7

AF402373

RAPPORT GÉNÉRAL

A M. LE PRÉSIDENT DU CONSEIL, MINISTRE DE L'INTÉRIEUR

SUR

LES ÉPIDÉMIES

qui ont sévi en France pendant l'année 1905

FAIT AU NOM

DE LA COMMISSION PERMANENTE DES ÉPIDÉMIES DE L'ACADÉMIE DE MÉDECINE

PAR

M. le Dr CHANTEMESSE,

RAPPORTEUR

MELUN

IMPRIMERIE ADMINISTRATIVE

1907

BIBLIOTHÈQUE NATIONALE
R. F.
IMPRIMÉS.

ACADÉMIE DE MÉDECINE

RAPPORT GÉNÉRAL

SUR

LES ÉPIDÉMIES

PENDANT L'ANNÉE 1905

4° Td⁵² 7

RAPPORT GÉNÉRAL

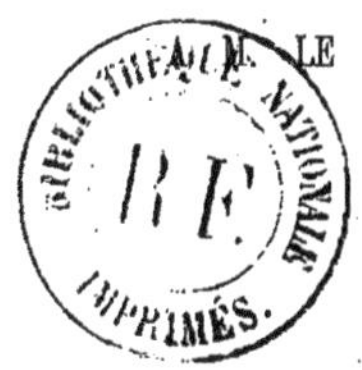

À M. LE PRÉSIDENT DU CONSEIL, MINISTRE DE L'INTÉRIEUR

SUR

LES ÉPIDÉMIES

qui ont sévi en France pendant l'année 1905

FAIT AU NOM

DE LA COMMISSION PERMANENTE DES ÉPIDÉMIES DE L'ACADÉMIE DE MÉDECINE

PAR

M. le Dr CHANTEMESSE,

RAPPORTEUR

MELUN

IMPRIMERIE ADMINISTRATIVE

1907

RAPPORT GÉNERAL

A M. LE PRÉSIDENT DU CONSEIL, MINISTRE DE L'INTÉRIEUR

SUR

LES ÉPIDÉMIES

qui ont sévi en France pendant l'année 1905,

FAIT AU NOM

DE LA COMMISSION PERMANENTE DES ÉPIDÉMIES DE L'ACADÉMIE DE MÉDECINE

PAR

M. le Dr CHANTEMESSE, *rapporteur.*

MONSIEUR LE MINISTRE,

Les rapporteurs qui m'ont précédé dans la commission des épidémies de l'Académie de médecine ont été unanimes à constater l'insuffisance numérique des documents qui sont soumis à leur examen, insuffisance qui ne permet pas de tracer un tableau exact de l'année précédente au point de vue de son histoire épidémiologique.

Aujourd'hui, et peut-être plus encore que mes prédécesseurs, je rencontre le même obstacle. Le nombre

des travaux que je dois examiner est probablement le
même que celui des années antérieures, mais il me paraît
que les mémoires ne sont point exactement de même
nature.

Parmi les travaux qui m'ont été confiés, six seulement émanent de conseils départementaux d'hygiène,
de commissions sanitaires d'arrondissement ou de bureaux
d'hygiène municipaux, huit ont été envoyés par des
médecins des épidémies et enfin vingt sont dus à la
plume de quelques praticiens que séduisent les choses
de l'hygiène et de quelques médecins militaires ou
coloniaux. Ces derniers nous décrivent surtout la
répercussion des épidémies écloses dans la population
civile sur les milieux militaires dont ils ont charge de
protéger la santé.

Il me devient impossible dans ces conditions, de
retracer l'histoire épidémiologique de l'année 1905. Si,
à l'aide des documents qui m'ont été transmis, je tentais
un tel exposé, je risquerais de commettre des inexacti-
tudes. En effet, je citerais les seuls faits, produits dans
les départements, les arrondissements ou les villages au
sujet desquels je suis documenté, et je laisserais dans
l'ombre ce qui s'est passé dans les autres centres. Or, il
est certain, *a priori,* que l'hygiène est le plus respectée
là justement où travaillent le plus et conseils et commissions d'hygiène, tandis qu'elle est forcément négligée
dans les régions d'où ne parvient aucun renseignement,

dans celles où ces conseils sommeillent pour ainsi dire. L'histoire que j'écrirais aurait de la sorte pour conclusion première que seules auraient été contaminées, en 1905, par diverses affections contagieuses, les régions au sujet desquelles nous recevons des informations précises, tandis que les autres auraient joui d'un état sanitaire parfait. Cette conclusion irait probablement à l'inverse de la vérité.

Je ne puis donc examiner l'état sanitaire général de la France, en 1905, au point de vue de chacune des principales maladies épidémiques, et je dois me borner à analyser tour à tour chacun des documents soumis au jugement de la commission des épidémies. Pour donner plus de clarté à cette exposition, je classerai ces travaux en trois catégories.

I. — Documents issus des conseils départementaux d'hygiène, des commissions sanitaires d'arrondissement et des bureaux d'hygiène municipaux.

II. — Documents transmis par des médecins des épidémies.

III. — Documents dus au zèle de certains médecins civils, militaires ou coloniaux.

Je terminerai enfin Monsieur le Ministre, en vous soumettant quelques réflexions qui m'ont été suggérées par l'examen de ces différents mémoires.

CHAPITRE I

Documents issus des conseils d'hygiène départementaux et des commissions sanitaires d'arrondissements ou des bureaux d'hygiène municipaux.

Rapport sur les travaux effectués par le bureau d'hygiène et le laboratoire municipal de la ville de Toulon pendant les années 1904-1905.

Le travail qui nous est adressé par M. F. Coreil, directeur des services d'hygiène de la ville de Toulon, est intéressant parce qu'il nous fait assister aux efforts accomplis par la municipalité toulonnaise pour assurer l'exécution intégrale de la loi de 1902.

Dans la partie afférente à l'année 1904, M. F. Coreil nous montre ce qu'était son service à cette époque : laboratoire municipal, service d'hygiène, désinfection, vaccination et revaccination. Il indique ensuite quel serait l'avantage à réunir tous ces divers organismes en un tout qui prendrait le nom d'Institut d'hygiène et il expose le plan de cet Institut tel qu'il le conçoit. Ce projet — qui avait été demandé par l'administration au commencement de l'année 1903 — fut adopté par le conseil municipal siégeant à cette époque. Bientôt une nouvelle municipalité jugea nécessaire d'apporter quelques modifications au projet primitif. Elle estima qu'il fallait établir au bureau d'hygiène un service médical spécial et elle décida la nomination de quatre nouveaux médecins. C'est ce second projet qui fut adopté et mis à exécution dès le commencement de l'année 1905.

Les attributions du bureau d'hygiène toulonnais sont multiples et le résultat de ses investigations est publié chaque semaine dans un bulletin spécial comprenant tout à la fois : le mouvement de la population (naissances et décès), les observations météorologiques, les renseignements sur les enfants mis en nourrice, sur les principales causes de décès classées par quartiers. Il signale aussi les déclarations de maladies transmissibles classées par quartiers, le nombre des désinfections, celui des analyses chimiques, des examens bactériologiques. Il renseigne sur le service médical des mœurs, sur l'inspection médicale des écoles, sur les opérations vétérinaires de l'abattoir communal et enfin sur le mouvement des épidémies graves sévissant à l'étranger.

Ce bulletin hebdomadaire représente les résumés fort bien compris de tout ce qui peut intéresser l'hygiène d'une grande ville. En réunissant à la fin de l'année ces renseignements hebdomadaires M. F. Coreil fournira un document des plus précieux ; tel est celui qu'il nous donne pour l'année 1905 où se trouvent condensées toutes les nouvelles applications réclamées par la loi de 1902.

L'auteur ne s'est heureusement pas borné à nous énoncer succinctement tout ce qu'il a fait, il nous montre encore comment il a pu le réaliser administrativement ; il joint en effet à son travail toute la série des imprimés qu'il a établis, si bien que son mémoire constitue un modèle à suivre pour les municipalités qui désireraient établir un bureau d'hygiène capable de leur rendre des services signalés.

A l'heure actuelle on construit à Toulon *l'Institut d'hygiène*, c'est-à-dire les bâtiments où seront centralisés tous les services d'hygiène de la ville. Toulon, plus que beaucoup d'autres villes, avait besoin de posséder un instrument sérieux de lutte et de défense contre les maladies. Il est particulièrement agréable de constater que, grâce à des concours dévoués, il a été possible de doter cette ville d'une œuvre dont elle ne tardera pas à ressentir les bienfaits.

***

Bulletin annuel du bureau municipal d'hygiène d'Orléans en 1905.

La loi du 15 février 1902 ayant fait du bureau d'hygiène un rouage obligatoire pour les grandes villes, Orléans a créé son bureau le 4 novembre 1904. Il a commencé à fonctionner en janvier 1905 et M. le D^r Le Page Viger, son directeur, soumet aujourd'hui à notre examen les résultats de son premier exercice. Ce travail, des plus complets, prouve que l'on se préoccupe vivement des choses de l'hygiène dans la ville d'Orléans.

On sent déjà, dans ce pays, le rôle tutélaire d'un bureau d'hygiène dirigé par un véritable hygiéniste et soutenu par une municipalité soucieuse des vrais intérêts de la ville, ce qui ne se rencontre pas encore souvent.

Le bureau d'hygiène d'Orléans s'efforce de prendre les mesures propres à protéger la santé publique et à la prémunir contre les dangers de toute nature qui la menacent. Au moyen de son service médical il assure les mesures d'isolement et de désinfection au domicile des malades atteints d'affections contagieuses, dès que la maladie a été déclarée suivant les prescriptions légales. Ces désinfections ont été, au cours de l'année 1905, très régulièrement faites pour toutes les maladies où elles sont obligatoires. Par la persuasion, on a pu en faire accepter un certain nombre pour les maladies où elles sont facultatives. Presque tous les décès par tuberculose ont été suivis de désinfection. Un arrêté préfectoral a chargé le bureau d'hygiène du service de la vaccination qui, à partir de 1905, deviendra exclusivement municipal et restera attaché au bureau d'hygiène.

L'établissement du casier sanitaire des immeubles, œuvre de longue haleine, est en voie d'exécution.

En terminant son mémoire, M. le D^r Le Page Viger résume en ces termes le rôle d'un bureau d'hygiène et nous ne pouvons qu'approuver ce qu'il écrit : « La nouvelle institution est d'une utilité incontestable, mais elle n'est pas encore dans nos mœurs et elle n'y pénétrera pas sans quelques froissements, qu'il faut prévoir et adoucir. Tous ceux qui sont attachés à ce service se souviendront que c'est par la persuasion qu'ils arriveront à faire accepter sans récriminations, par la population, les mesures limitatoires de la liberté individuelle, alors que l'intérêt général le commande. »

Recueil des travaux du conseil départemental d'hygiène et des commissions sanitaires de la Gironde, années 1903 et 1904.

Le volume présenté par M. le Dr Charles Blarez, secrétaire général du conseil départemental d'hygiène de la Gironde, contient d'abord le résumé des travaux du conseil départemental d'hygiène pendant les années 1903 et 1904. Les séances en ont été consacrées tout d'abord à des délibérations d'intérêt local portant notamment sur des ouvertures d'écoles et des installations de tueries. Ce furent ensuite les nouveaux règlements sanitaires communaux qui firent l'objet des études du conseil d'hygiène et dès la fin de 1904 ce dernier en avait approuvé 98, retourné 45 pour modification et rejeté 16. Son examen avait donc porté sur 159 règlements ce qui prouve l'activité de ce conseil si imparfaitement imitée par tant d'autres conseils départementaux.

Le travail du Dr Blarez continue par des extraits et analyses des procès-verbaux des séances des commissions sanitaires : arrondissements de Bordeaux, de Bazas, de Lesparre, Blaye et de la Réole. Ici l'activité paraît moindre et les séances sont relativement peu nombreuses : de trois à six au maximum ; on note même qu'en 1904 la commission sanitaire de la Réole ne s'est pas réunie une seule fois. Une remarque s'impose encore au sujet de la composition de ces commissions sanitaires d'arrondissement : celle de la Réole ne comprend qu'un seul médecin sur neuf membres, et celle de Blaye ne renferme que deux médecins — en y comprenant le médecin militaire de la garnison dont la présence est obligatoire — sur onze membres parmi lesquels figurent trois pharmaciens.

En résumé M. le Dr Blarez présente d'une manière fort intéressante l'exposé des choses de l'hygiène dans le département de la Gironde en 1903 et 1904.

Compte rendu des travaux du conseil départemental d'hygiène et des commissions sanitaires du département de Seine-et-Marne en 1904.

M. Vivier, secrétaire de ce conseil, a résumé son œuvre et celle des commissions sanitaires du département durant l'année 1904. On note dans ce volume deux rapports importants qui sont dus, tous deux, à la plume de M. Vivier et de M. Masbrenier ; le premier a trait aux règlements sanitaires à prendre par les communes et le second à l'organisation du service départemental de désinfection. Ces deux travaux nous présentent fort exactement la question telle qu'elle doit être envisagée pratiquement dans un département ; ils mériteraient de sortir du cadre un peu étroit où leurs auteurs les ont placés.

Compte rendu des travaux du conseil départemental d'hygiène et des commissions sanitaires du département d'Indre-et-Loire en 1905.

Les délibérations de ce conseil et de ces commissions ont été réunies grâce aux soins de M. le Dr Bodin, secrétaire de ce conseil; les séances en ont été en majeure partie occupées par l'élaboration et l'examen des règlements sanitaires commerciaux. Plusieurs rapports des plus intéressants sont placés dans ce volume et qui tous ont trait à l'ensemble des opérations sanitaires dans le département d'Indre-et-Loire.

C'est d'abord un travail présenté par M. Barnsby, directeur honoraire de l'école de médecine et de pharmacie de Tours, vice-président au conseil départemental d'hygiène, sur l'Institut vaccinal de Tours, fondé en 1886 par le Dr Chaumier. Cet Institut n'a cessé de progresser à tel point qu'il peut être considéré aujourd'hui, tant sous le rapport de l'installation matérielle et de l'outillage que sous celui de la quantité et de la qualité des vaccins préparés chaque année, comme l'un des plus importants des établissements sanitaires de France, et aussi comme un des plus renommés à l'étranger. Durant le cours de 1905 cet Institut a vacciné à son dispensaire 296 enfants et revacciné 292 personnes; il a en outre procédé à 496 opérations pour le service de vaccination et de revaccination récemment organisé à Tours, conformément à la loi de 1902. Le nombre total de doses suffisantes pour vacciner une personne, obtenu à l'Institut de Tours, en 1905, a atteint le chiffre énorme de près de trois millions de doses.

Nous trouvons plus loin un second rapport de M. Barnsby qui en sa qualité d'inspecteur départemental d'hygiène expose la situation sanitaire du département d'Indre-et-Loire, durant le cours de l'année 1905. C'est la mise au point de toutes les questions relatives à l'hygiène dans ce département; on assiste là à tous les efforts qui ont été faits en vue d'appliquer partout la loi de février 1902, réalisation souvent peu facile surtout dans les campagnes.

Le rapport de M. FACHET, vétérinaire délégué, chef du service sanitaire départemental, complète le précédent en nous fournissant l'état sanitaire du département au point de vue vétérinaire; l'auteur ne signale d'ailleurs aucun cas d'épizootie grave. Il a été constaté dans le département 23 cas de rage en 1904, et 28 pendant le premier semestre de 1905; en 1904, il a été enregistré 98 cas de tuberculose sur les animaux du département dont 45 pendant la vie et 53 après abattage. La gale du mouton a atteint 257 bêtes; etc..

Nous possédons par conséquent, réunis en un volume, tous les documents relatifs à l'hygiène dans le département d'Indre-et-Loire. On ne peut que féliciter les auteurs de ces divers rapports et remercier l'ensemble du conseil départemental d'hygiène qui a su faire les efforts nécessaires pour permettre à son secrétaire de fournir un travail que beaucoup pourraient prendre comme un enseignement.

Rapport sur les opérations du service sanitaire et vétérinaire de Paris et du département de la Seine pendant l'année 1904.

Avec le rapport de M. MARTEL, chef du service vétérinaire et sanitaire du département de la Seine, nous entrons dans un domaine plus spécial: et cependant combien souvent existe une connexion étroite entre le service des épizooties et celui des épidémies! Chaque jour nous apporte une preuve nouvelle dans cet ordre d'idées et nous voyons plus clairement quel retentissement les maladies des animaux ont sur la maladie des hommes. Je passerai en revue les principaux points du rapport très documenté de M. Martel.

RAGE. — La rage a été observée avec moins de fréquence qu'au cours des années précédentes; la situation sanitaire actuelle est assez satisfaisante, mais elle ne peut se maintenir telle que grâce à une bonne organisation du service de capture des chiens errants. La pratique démontre que tout événement grave qui, à Paris, immobilise pendant quelque temps la police municipale, a pour effet de favoriser indirectement la recrudescence de la rage. Il importerait qu'un service de captures fut organisé en banlieue sur les mêmes bases que celui qui fonctionne à Paris.

TUBERCULOSE. — Après avoir étudié la tuberculose des animaux soumis à sa surveillance, M. Martel se demande quelle influence ont pu avoir ces cas sur les hommes qui ont approché les animaux malades. Les documents de cet ordre sont rares :

1° Un nourrisseur du Perreux et la fille d'un autre nourrisseur de Champigny ont succombé pendant l'année à la tuberculose :

2° Dans une autre vacherie de Champigny une jeune personne présente des signes non équivoques de tuberculose. Ces constatations sont trop peu nombreuses pour permettre d'étager l'origine bovine des cas de tuberculose. « Elles méritent toutefois d'être signalées, dit M. Martel, ne fût-ce que pour attirer l'attention des vétérinaires et des médecins sur des faits similaires. »

Enfin la meilleure manière de lutter contre la tuberculose animale serait l'installation d'un casier sanitaire des vacheries et c'est dans ce sens que l'auteur dirige ses efforts.

Nous ne suivrons pas M. Martel dans l'énoncé de toutes les opérations un peu spéciales de son service, mais nous nous contenterons de rappeler ici les desiderata qu'il formule à la suite de son très intéressant mémoire. Il demande que l'inspection des viandes ne soit pas exclusivement bornée à la boucherie, à la charcuterie et à la triperie, il souhaite que les services d'inspection des autres denrées alimentaires, gibier, volaille, poissons, mollusques, soient aussi confiés aux vétérinaires et non pas à des personnes qu'aucune étude n'a préparées à ce genre d'enquête. Une autre conclusion de l'auteur a trait au lait qui, une fois sorti de l'étable, ne peut plus être inspecté qu'au point de vue des fraudes. La question de l'hygiène du lait se résume dans la solution à donner au contrôle sanitaire de la production.

CHAPITRE II

Documents transmis par des médecins des épidémies.

La fièvre typhoïde à Lillebonne en 1904 et 1905.

Histoire très détaillée de 33 cas de fièvre typhoïde ayant entraîné 4 décès et qui se sont produits à Lillebonne (Seine-Inférieure) durant le cours des années 1904 et 1905. M. le Dʳ Charles Ott, médecin des épidémies, joint à son rapport une carte très intéressante de la ville et de ses environs immédiats, grâce à laquelle on saisit la marche de l'épidémie dont la plupart des cas se manifestèrent sur des ouvriers travaillant dans des usines sises sur le bord de cette rivière ou sur des personnes habitant à proximité.

Rapport sur une épidémie de fièvre typhoïde à Trouzent (Finistère) et sur une épidémie de variole à Plouhinec.

Le Dr Hébert (Audierne), médecin des épidémies, croit que l'eau potable n'a joué aucun rôle dans la dissémination de l'épidémie de fièvre typhoïde qui a évolué sous ses yeux ; il attribue un rôle prépondérant aux matières excrémentitielles qui avaient été répandues un peu partout. Ce qui frappe surtout dans ce travail c'est le tableau très vivant des difficultés que rencontre le médecin dans les campagnes bretonnes lorsqu'il parle d'isolement ou de désinfection. « L'obstacle contre lequel il faut lutter sans cesse, nous dit le Dr Hébert, c'est le rocher de sisyphe de la prophylaxie rurale. Un jour viendra peut-être où instruit par l'expérience, notre paysan se décidera à se libérer de ses préjugés caducs, de ses usages antiques ; à ne plus se confiner dans le culte de cette chose malfaisante qui s'appelle la tradition et à faire table rase du passé. »

Quant au second rapport du Dr Hébert il nous suffira d'en citer la conclusion pour constater combien il reste encore à faire dans l'ordre de l'hygiène rurale : « 9 cas de variole ont pu évoluer dans un village de 23 habitants sans que personne ait été averti, sans qu'aucun appel ait été adressé aux soins médicaux. »

On ne saurait donc trop féliciter les médecins qui, comme le Dr Hébert, se dévouent pour faire pénétrer quelques notions d'hygiène au milieu de ces populations encore si arriérées.

**Rapport sur les épidémies qui ont sévi dans l'arrondissement de
La Châtre en 1905.**

Le Dʳ CHABENAT, médecin des épidémies à La Châtre, regrette,
avec beaucoup de ses collègues, le petit nombre de déclarations faites
par les médecins des cas de maladies contagieuses. Ces déclarations
deviennent absolument rares et l'auteur de ce rapport n'en a relevé
que *deux* dans les bureaux de sa sous-préfecture durant l'année
1905. Il lui est donc difficile en l'absence de renseignements de
présenter un rapport complet. Le seul fait intéressant qui ait été
noté en 1905 est l'apparition de la rougeole qui n'avait pas
été observée dans la région depuis 1903 ; la contagion s'est
opérée surtout par l'école et c'est pourquoi le Dʳ Chabenat demande
en terminant son rapport le rétablissement des bulletins sanitaires que
les instituteurs lui faisaient autrefois parvenir.

Rapport sur les épidémies de l'arrondissement d'Autun en 1905.

C'est encore le défaut de déclaration de maladies contagieuses que
fait remarquer en débutant, M. le Dʳ BOQUIN, médecin des épidémies
de l'arrondissement d'Autun : « Quelques-uns de mes confrères, dit-il,
m'avouaient qu'ils n'avaient jamais attaché aucune importance à cette
loi ; d'autres la discutaient et ajoutaient que tant que le service de la
désinfection ne serait pas organisé, ils considéreraient la déclaration comme inutile et vexatoire pour leurs clients. D'autres encore
s'excusaient en disant qu'ils n'avaient pas le carnet nécessaire ou qu'ils
l'avaient reçu mais qu'ils l'avaient égaré, ou qu'ils l'avaient fini, mais
qu'ils ne l'avaient pas fait renouveler. »

Le Dr Boquin ajoute que les maires et les municipalités sont également coupables en ne s'intéressant pas suffisamment à l'application de la loi. Toujours est-il que par ces recherches personnelles l'auteur du rapport a pu établir que sur 844 cas de maladies contagieuses soumises à la déclaration 176 seulement ont été déclarées. Grâce à l'initiative du Dr Boquin, il a été établi dans son arrondissement des bulletins communaux trimestriels fournissant des statistiques bien comprises ; c'est avec ces documents qu'il peut aujourd'hui nous donner le résumé de la situation sanitaire de son arrondissement. Il y aurait un grand avantage à ce que la méthode préconisée par le Dr Boquin se généralisât et que son bulletin sanitaire communal fût adopté par les médecins des épidémies pour l'établissement de leurs rapports.

***

Rapport annuel sur l'état sanitaire de l'arrondissement d'Hazebrouck pendant l'année 1905.

Le point important de ce rapport concerne une épidémie de fièvre typhoïde qui eut lieu à Estaires, donna 35 décès sur une population de 6.635 habitants. M. le Dr DECOUVELAERE, médecin des épidémies de l'arrondissement, fit analyser l'eau du puits de la Grand-Place qu'il considérait comme la cause de l'épidémie; on ne pût y déceler le bacille d'Eberth. Malgré ce résultat négatif, l'auteur affirme l'origine purement hydrique de cette épidémie. Il est bon de signaler ici le dévouement des Drs Delbecq et Delporte; ce dernier a lui-même payé son tribut à la maladie. M. le Dr Decouvelaere formule en terminant son rapport quelques vœux : il désirerait notamment que le médecin des épidémies soit obligé de se rendre de suite dans toute commune où un cas de maladie contagieuse est signalé, ce serait peut-être là dit-il, le moyen d'éviter les suivants ; mais, pour arriver à ce résultat « le médecin des épidé-mies » doit avoir un traitement fixe et suffisamment rémunérateur.

Observations et réflexions sur quelques cas de fièvre typhoïde à Noyon en 1905.

La fièvre typhoïde était fréquente à Noyon avant 1879 elle a disparu de la ville depuis que la municipalité prit soin d'installer un service d'eau irréprochable. On peut affirmer qu'à partir de cette époque tous les cas observés à Noyon étaient d'importation étran-gère ; ils étaient d'ailleurs fort rares. Mais en 1905, on eut à déplorer 7 cas de fièvre typhoïde, dont 2 décès. L'alarme fut grande en ville, d'autant plus que des circonstances locales incitèrent quelques-uns à tirer parti de l'incident. M. le Dr DELOBEL, médecin des épidémies, prend dans son rapport la défense des eaux de la ville qui, après analyse chimique et examen bactériologique ont été reconnues excel-lentes. Il conclut à une importation étrangère.

Épidémies qui ont régné dans le département de la Gironde en 1905.

Le département de la Gironde nous avait déjà fourni un excellent rapport sur les travaux de son conseil départemental d'hygiène ; il nous donne encore un intéressant mémoire sur les maladies conta-gieuses dû à la plume de M. le Dr Louis HIRIGOYEN, médecin des épidémies de l'arrondissement de Bordeaux.

L'auteur regrette tout d'abord le petit nombre de déclarations de maladies contagieuses faites par les médecins praticiens, il nous donne ensuite des renseignements très complets sur la climatologie bordelaise et il passe enfin à l'étude des maladies infectieuses dont il résume la situation dans le département de la Gironde.

En résumé l'année 1905 se présente au point de vue des maladies épidémiques dans le département de la Gironde sous un jour assez favorable ; la mortalité générale a été normale, la mortalité par fièvre typhoïde légèrement augmentée, celle par la diphtérie diminuée et la variole a été réduite à un chiffre insignifiant. Il y a lieu de penser que l'application, chaque jour plus étendue, des prescriptions hygiéniques officielles et l'organisation d'un service départemental de désinfection en préparation pour toutes les communes, amélioreront encore l'état sanitaire.

Rapport sur une épidémie de fièvre typhoïde à Mazères (Ariège) en 1905.

Le Dr Eugène SOULA nous donne une excellente étude d'une petite épidémie de fièvre typhoïde — 5 cas — qui s'est produite dans un bourg de l'Ariège. Le point intéressant de son rapport montre quelle difficulté le praticien bien intentionné rencontre pour faire pénétrer dans l'esprit du paysan les notions d'isolement et de désinfection. Nul n'est là pour lui prêter son concours ; personne dans les municipalités campagnardes n'apporte l'aide de son autorité ; et combien les choses sont encore plus compliquées lorsque le médecin se trouve en face de malades dénués de tout et pour lesquels on fait traîner le plus longtemps possible l'inscription sur les listes d'assistance médicale gratuite. C'est alors au médecin du pays de se dévouer et c'est ce qu'a fait en l'occurence le Dr Henry Soula, médecin à Mazères, que l'on ne saurait trop féliciter de sa conduite désintéressée.

CHAPITRE III

Documents transmis par certains médecins civils ou militaires ou coloniaux.

Relation d'une épidémie observée aux batteries à cheval de la 6ᵉ division de cavalerie à Lyon. Contribution à l'épidémie de la diphtérie.

La prophylaxie de la diphtérie, nous apprend le Dr Marotte, médecin major de 2ᵉ classe, est difficile à réaliser dans le milieu militaire. On doit toujours redouter les formes larvées qui peuvent demeurer inaperçues bien que toujours capables de contagion ; un autre danger résulte de la présence d'individus cliniquement guéris, mais encore bactériologiquement atteints. Après avoir montré la marche générale de l'épidémie dans le milieu où elle évoluait l'auteur insiste sur les deux particularités épidémiologiques que je viens de signaler : individus sains et convalescents : il étudie en outre le rôle des locaux, de la literie, des effets. M. Marotte termine son intéressant mémoire en résumant les mesures prophylactiques qui lui paraissent les meilleures contre la diphtérie en un milieu militaire ; isolement :

du groupe contaminé, des malades, des convalescents ; désinfection ; et enfin instructions fournies aux hommes pour leur indiquer la nature du danger de la contagion.

De l'influence du recrutement régional sur la propagation des maladies infectieuses dans le 2ᵉ groupe alpin.

Les périodes où l'on accorde le plus grand nombre de permis sions c'est-à-dire le 1ᵉʳ janvier et Pâques sont d'ordinaire suivies d'une recrudescence des maladies épidémiques dans l'armée. En constatant cet état de choses déjà signalé M. le Dʳ MALAFOSSE, médecin major de 2ᵉ classe, se demande quelle modification il recevra par le fait du recrutement régional : l'affectation des recrues d'une même région aux garnisons situées dans cette région, provoquera un retentis-sement des états sanitaires de chacune des villes et de ses alentours sur la garnison elle-même. Ce premier danger pourra être diminué par l'application stricte de la déclaration des maladies infectieuses afin qu'on puisse refuser des permissions demandées pour les villages où ces maladies existeront.

En résumé, le recrutement régional élargira la zone de conta-mination de la collectivité militaire ; il créera des relations plus fréquentes et plus suivies avec la population civile et dans un rayon plus étendu.

M. Malafosse pose là un point d'interrogation auquel il appartient aux autorités civiles de répondre en tenant strictement la main à la déclaration obligatoire des maladies infectieuses.

Étude de l'influence des maladies épidémiques de la population civile sur l'état sanitaire de l'armée.

Le mémoire de M. le Dr Conor, médecin major de 2e classe. pose à nouveau le problème étudié déjà dans le travail précédent.

Comment le soldat se contamine-t-il en dehors de la caserne? Dans la ville de garnison; au contact de germes plus lointains apportés par les recrues et réservistes; durant les manœuvres. Une prophylaxie logiquement établie, doit donc envisager les mesures préventives sous ces trois aspects. On cherchera tout d'abord à faire régner une hygiène parfaite dans le milieu militaire; en second lieu la municipalité devra secourir les efforts militaires en assurant elle-même l'hygiène de la population civile au milieu de laquelle le soldat doit vivre. Les multiples intérêts hygiéniques se rencontreront sur un terrain commun où ils pourront coordonner leurs efforts: celui des commissions sanitaires locales où des lois récentes ont fait pénétrer les médecins de garnison; il n'y a pas une hygiène militaire et une hygiène civile; il n'y a qu'une seule hygiène.

Ce travail très précis et éclairé par de forts intéressants tableaux se termine en ces termes :

..... « Cette union, cette solidarité entre les pouvoirs publics et l'autorité militaire, union dont le médecin d'armée peut être l'artisan, rendra possible la prophylaxie des maladies contagieuses, dont bénéficieront à la fois l'armée et les villes de garnison, c'est-à-dire toute la nation. »

La rougeole et la grippe (leur antagonisme) dans la garnison de Saint-Dié en 1904, la rougeole en 1905 dans la garnison de Saint-Dié.

Dans son premier mémoire le Dr ROUYER, médecin major de 2e classe, signale un fait intéressant: l'antagonisme entre la grippe et la rougeole, fait qu'il a remarqué au cours d'une épidémie de ces deux infections dans la garnison de Saint-Dié.

Cette épidémie de rougeole de 1904 s'est continuée à Saint-Dié durant l'année 1905 passant du 10e au 3e bataillons de chasseurs alpins. L'auteur en suit la marche pas à pas et nous montre que les mesures prophylactiques mises en vigueur, sans empêcher la marche en avant de la rougeole ont néanmoins limité les atteintes dans une large mesure.

La fièvre typhoïde dans la garnison de Bar-le-Duc de 1870 à 1905.

De 1865 à 1901 de multiples épidémies de fièvre typhoïde déciment périodiquement la garnison de Bar-le-Duc, l'affection disparaît dès que les troupes ne consomment plus que de l'eau stérilisée au lieu d'eau de source. Doit-on conclure à l'origine exclusivement hydrique de la fièvre typhoïde? Non, dit le Dr JOLY, médecin major de 1re classe, et il montre l'épidémie renaissant dans la garnison en 1905 après quatre années d'accalmie.

L'auteur étudie alors les épidémies antérieures de Bar-le-Duc, et il montre que si quelques-unes d'entre elles étaient nettement d'origine hydrique d'autres ne reconnaissaient pas cette cause. En améliorant la nature de l'eau potable, on a supprimé les premières, mais non les secondes.

La cause hydrique n'est qu'une parmi les causes de propagation de la fièvre typhoïde, elle ne saurait prétendre se substituer à toutes les autres. Pour réaliser une prophylaxie idéale il faut se souvenir que le germe pathogène existe dans l'homme et par conséquent s'efforcer de le détruire dès qu'il en est sorti.

Contribution à l'étude de la prophylaxie des maladies épidémiques.

« Les affections épidémiques, presque toujours importées du dehors, trouvent dans les casernes non seulement un terrain de culture propice, mais encore des germes vulgaires qui augmentent leur virulence. Dans les chambrées, parfois encombrées, difficilement désinfectables, circulent depuis des années, des milliers d'hommes souillant murs et parquets, véhicules vivants des microbes pathogènes.... » C'est ainsi que le Dr TEISSIER, médecin major de 2e classe, en arrive à poser le problème du casernement hygiénique.

Après avoir étudié l'histoire de la caserne, il passe en revue les principaux types de ce genre de bâtiments, non seulement de France, mais encore de l'étranger. Il examine les points faibles des uns, les qualités des autres et sur les données réunies de la sorte il montre dans quelles conditions devrait être érigé un quartier type de cavalerie. Le Dr Toissier après avoir dressé le plan de sa caserne idéale, après en avoir distribué et aménagé les locaux intérieurs termine en disant:
..... En améliorant l'hygiène du casernement on diminue le nombre des malades et des décès. Les ingénieurs et les médecins militaires ont donc un but commun à poursuivre: diminuer dans l'armée non seulement le nombre des maladies contagieuses et épidémiques, mais encore rendre moins nombreuses les journées d'indisponibilité et les

journées d'infirmerie pour indispositions légères. On est responsable de la santé de ces jeunes gens bien portants à leur arrivée au régiment. Il faut qu'à leur libération ils soient meilleurs encore, moralement et physiquement.

La fièvre typhoïde dans le 9ᵉ corps d'armée de 1895 à 1904.

Durant la période qui s'étend de 1895 à 1904 il a été enregistré 1.151 cas de fièvre typhoïde dans le 9ᵉ corps d'armée.

L'affection fréquente de 1895 à 1899, a pris tout à coup dans cette dernière année une allure très intense à Saint-Maixent (331 cas, 43 décès) puis elle est allée en décroissant de 1900 à 1904, année où elle est apparue à nouveau dans la maison de détention de Fontevrault et parmi la troupe attachée à cette maison.

Sur 18 épidémies, le Dᵣ Moinet, médecin major de 2ᵉ classe, a pu établir l'étiologie très nette de 10, probable de 4 autres et incertaine de 4 dernières. Les épidémies furent six fois d'origine hydrique, quatre fois cette même origine fut encore probable, et enfin quatre autres fois l'origine tellurique fut manifeste.

A la suite de cette terrible épidémie, trois stérilisateurs d'eau ont été mis en service dans le 9ᵉ corps d'armée sur les points les plus menacés et notamment à Saint-Maixent. D'après l'avis du Dᵣ Moinet l'auteur de ce travail très documenté, c'est sur ce point que doit porter toute l'attention des hygiénistes militaires : la stérilisation de l'eau de boisson.

Compte rendu d'une épidémie de scarlatine en 1905
au 139ᵉ à Aurillac.

Le Dʳ Dupard, médecin major de 1ʳᵉ classe, divise son travail en trois parties.

Dans la première, il donne la relation de l'épidémie qui a causé 29 cas, répartis sur tous les points et aux divers étages de la caserne et frappant plus les jeunes soldats que les anciens. L'auteur nous indique ensuite quelles furent les mesures de prophylaxie : isolement des malades et des suspects, désinfection des effets, de la literie, des locaux et même de la caserne entière. Il insiste spécialement sur la collaboration de tous les officiers indispensable aux médecins militaires pour déceler les cas dès leur début et avant qu'ils n'aient pu être cause de nouvelles contaminations.

Mais le Dʳ Dupard nous montre qu'on peut aller plus loin dans cette voie de la prophylaxie en général. Des instructions récentes donnent à l'officier un rôle social, il devient de plus en plus l'éducateur moral du soldat. Pourquoi ne pas faire jouer au médecin militaire un rôle semblable, dont la portée ne serait pas moindre? Aujourd'hui, tous les instituteurs passent à la caserne, et on pourrait profiter de leur séjour au régiment pour les initier aux choses de l'hygiène qu'ils répandraient ensuite dans les campagnes où ils iront plus tard instruire la jeunesse rurale.

Une telle conception serait loin d'être inutile et pour le mieux faire comprendre, le Dʳ Dupard montre combien l'hygiène est ignorée dans le Cantal et quels efforts il faudra accomplir avant d'y obtenir l'application intégrale de la loi de 1902.

Campagne de la Ligue corse contre le paludisme en 1905

Faire pénétrer dans les milieux populaires une notion nouvelle sur la propagation du paludisme, tel est le but que poursuit le Dr Battesti depuis que l'on connaît le rôle de l'anophèle dans l'étiologie de cette maladie. La Corse, comprenant de vastes régions paludéennes, ouvre à M. Battesti et à ses collaborateurs un vaste champ d'activité. Leur lutte contre la maladie, organisée depuis quatre années et surtout dans les administrations (chemins de fer, douanes, etc...), a donné les meilleurs résultats.

La Ligue corse vise tout à la fois : la protection mécanique des habitations, la prophylaxie quinique et la destruction méthodique des moustiques ; elle cherche enfin à vulgariser parmi la population corse les notions nécessaires à la bonne protection des individus.

Aux côtés du Dr Battesti nous rencontrons dans cette coalition contre l'anophèle : M. Fontaine, directeur des chemins de fer de la Corse, M. Maréchal, inspecteur du mouvement à la même compagnie et M. Guglielmi, sous-ingénieur des ponts et chaussées. On ne saurait trop féliciter ces zélés défenseurs de la santé publique.

Assainissement de la Corse. — Situation sanitaire du domaine agricole national de Casabianda.

Nous possédons en Corse, un domaine national agricole qui est géré par le service des ponts et chaussées. Dès que les connaissances encore récentes, pour la prophylaxie du paludisme, ont été connues l'administration des ponts et chaussées a tenu à honneur d'appliquer les nouvelles notions à la protection de ces ouvriers agricoles. Le Dʳ Zucarelli fut chargé de ce travail dont il rend compte, chaque année, à l'ingénieur en chef, en le tenant au courant des résultats de plus en plus favorables obtenus par l'application des nouvelles méthodes. L'Académie de médecine ne peut qu'encourager M. le Dʳ Zucarelli à poursuivre son œuvre éminemment bienfaisante.

Notes sur une épidémie de rougeole à Longwy.

Il est intéressant de noter, dans le travail du Dʳ Maurice Coliez avec quelles difficultés se trouve aux prises le médecin praticien lorsqu'il conseille l'isolement et la désinfection dans les logements ouvriers : « L'isolement des malades a offert de grandes difficultés. Les maisons. incommodes, renfermant plusieurs locataires, rendaient la mesure, difficile à respecter. C'est, je crois, à ce fait qu'il faut attribuer l'extension de l'épidémie. La promiscuité de l'école et les trop nombreux contacts des ménages entre eux ont aidé à sa diffusion. »

Quatre années d'hygiène appliquée dans la commune de Fabrègues près de Montpellier.

Si l'on réunit dans une même commune un médecin intelligent et actif, pénétré de l'utilité de l'hygiène et une municipalité qui veuille bien le seconder en tous points, moralement et matériellement, il faudra peu de temps pour obtenir, en matière de défense sanitaire, les progrès considérables. M. le Dʳ Coustan et le conseil municipal de Fabrègues ont de la sorte uni leurs efforts et le travail que nous allons parcourir résume les résultats déjà atteints.

Fabrègues est un bourg de 1.700 habitants dont les causes d'insalubrité étaient autrefois nombreuses, surtout dans un certain quartier: M. le Dr Coustan soumit à la municipalité tout un programme d'assainissement portant à la fois sur l'adduction d'eau potable, la propreté de la voirie, l'installation du cabinet d'aisances et l'expropriation d'un certain nombre d'habitations insalubres.

Une partie de ce programme fut réalisée, dans la mesure où le permettaient les finances restreintes d'une commune rurale. Le reste s'accomplira peu à peu: la voie des réformes est ouverte.

Parallèlement à cette œuvre d'assainissement le Dr Coustan s'est attaché à faire des conférences sur la tuberculose et l'alcoolisme. Un comité de dames a constitué une assistance maternelle à domicile; puis la visite bisannuelle de tous les écoliers a été organisée pour dépister la tuberculose chez les jeunes enfants.

Ainsi donc en quatre ans l'aspect de la commune s'est modifié, les habitants ont senti la nécessité de la propreté, ils ont compris l'urgence des sacrifices pécuniaires qui leur étaient demandés au nom de l'hygiène. Par la réunion de toutes les bonnes volontés on est parvenu à faire de Fabrègues une commune modèle au point de vue de l'hygiène ainsi que l'affirme dans sa dernière réunion l'Alliance d'hygiène sociale. On ne saurait trop féliciter le Dr Coustan initiateur de ce mouvement, en regrettant toutefois qu'il n'ait pas signalé à l'attention de l'Académie les noms des deux magistrats municipaux qui le secondèrent si intelligemment et que nous serions heureux de récompenser aujourd'hui.

Une épidémie de rougeole en 1905.

Pendant les mois les plus chauds de 1905 une petite épidémie de rougeole a sévi sur les deux villages voisins de Pépieux et d'Azille, dans le département de l'Aude.

Le Dr Fédou, qui a suivi cette épidémie, a observé que si elle n'était pas née à l'école, c'est par l'école qu'elle s'est répandue et que ce sont les enfants fréquentant les classes primaires qui ont contaminé les adultes et même les nouveau-nés.

Rapport des luttes contre les épidémies urbaines et rurales 1893 à 1905.

Nous trouvons ici, encore une fois, le tableau des difficultés sans nombre auxquelles se heurte le praticien lorsqu'il conseille les préceptes de prophylaxie autour de ses malades. C'est en quelque sorte l'histoire de sa propre clientèle, au point de vue épidémiologique qui nous est retracée par le Dr Gagnière de 1893 à 1905.

Le rôle du praticien, ainsi compris, n'est pas sans grandeur : si l'hygiène a pour objectif principal la lutte pour la défense des masses populaires contre les dangers qui les menacent, elle n'exclut nullement l'action isolée de chaque médecin qui doit veiller, autour du chevet de chacun de ses malades afin d'empêcher que la contagion ne sorte du logis momentanément infecté.

Anaéorobies dans les abcès du foie et du cerveau
post-dysentériques des pays chauds.

Six abcès, d'origine dysentérique des pays chauds, ont été observés par MM. Herman LEGRAND et Edgar AXISA à l'hôpital européen d'Alexandrie; ces auteurs ont constaté dans le pus de ces abcès la présence de microbes anaérobies. Ces cas rentraient dans la catégorie des abcès dits, jusqu'à présent stériles.

Les auteurs du mémoire n'ayant pas déterminé les espèces de ces microbes, ni leur qualité strictement ou facultativement anaérobie et n'ayant pas non plus fait d'expériences chez les animaux, se bornent à constater un fait sans en tirer de conclusions plus lointaines.

Il faut remarquer toutefois, que les anaérobies jouent en général un rôle important dans les processus de gangrène et de nécrose: ils ouvrent donc la porte pour une série de nouvelles infections. Le mémoire de MM. Legrand et Axisa est un travail d'attente, mais original et fort intéressant.

Rôle capital de la misère physiologique des habitants dans deux
épidémies palustres à Madagascar.

«Une épidémie de malaria sans moustiques» tel était le titre d'une note publiée, en 1903, par le D‍ʳ DEVAUX, médecin major de 1ʳᵉ classe des troupes coloniales à Madagascar. Ce travail ayant été vivement attaqué, M. le Dʳ Devaux met au point la question par lui soulevée. Il ne nie pas le rôle du moustique dans la propagation du paludisme, mais il lui a été donné d'observer deux graves épidémies palustres, à Betafo et à Azivonimanio, deux pays où les moustiques sont si rares qu'on ne se sert jamais de moustiquaires.

Dans quelles conditions ont pu se développer ces deux épidémies? Les habitants de ces régions étaient alors dans un état de misère physiologique très prononcé, causé par la famine et par les durs travaux auxquels ils étaient astreints pour la construction des routes et des chemins de fer. Le Dr Devaux admet donc que la plupart de ces malgaches avaient été antérieurement infectés et que, mis ensuite sous le coup d'un surmenage intense, leur parasitisme latent jusque-là s'était éveillé subitement. « L'anophèle crée l'impaludéen, il ne crée pas forcément l'épidémie palustre. . . . . Le surmenage vient, grandit, et le paludisme endormi chez une multitude d'indigènes se réveille, brutal, menaçant et mortel. »

Rapport sur l'épidémie de choléra de la province de Taï-Bink du 30 mars au 28 mai 1904.

Le Dr Sarailhé, médecin aide-major de 1re classe des troupes coloniales, a réuni dans son travail quelques notes intéressantes au sujet de cette épidémie de choléra; ce sont surtout des notes cliniques. On trouve dans ce mémoire un document assez curieux: c'est la composition — très compliquée — et l'analyse d'un médicament chinois fort employé en Annam contre le choléra.

Rapport sur 12 cas de béribéri à Sontay (Tonkin).

Histoire clinique de 12 cas de béribéri observés par le Dr PUJOL médecin major de 1re classe des troupes coloniales. Nous assistons dans ces quelques pages au traitement de ces malades, mais rien ne vient nous renseigner sur l'étiologie de l'affection ni sur son degré plus ou moins fort de contagiosité.

La lèpre.

M. le Ministre des Affaires Étrangères a transmis à l'Académie un travail très considérable écrit sur la lèpre par M. le Dr ROMER, médecin de la Deli Maatschapiy à Medan-Deli sur la côte orientale de Sumatra. Si la lèpre a disparu des pays européens, bien que nous soyons encore quelquefois informés de sa présence dans nos régions, elle constitue encore pour les pays coloniaux un très grave problème.

Le Dr Romer en faisant l'historique de la lèpre démontre que certaines contrées sont, pour ainsi dire, vouées à la lèpre. L'influence étiologique de la nourriture ne paraît pas plus spéciale ici que dans d'autres affections. Il est assez difficile de déterminer suivant quel mode s'opère la contagion ; le Dr Darnian attribuait un rôle important aux mouches. Le Dr Romer ajoute que l'on peut incriminer d'autres insectes : acarus, scabiei, pediculi, pulices.

Afin de se rendre compte des modes possibles de contagion, l'auteur a recherché systématiquement la fréquence du microbe spécifique partout où il a pu le faire. C'est ainsi qu'il a trouvé le microbe de Hansen sur le parquet et les murs des dalles d'une léproserie ; il l'a décelé également dans la mucosité nasale des infirmiers même récemment entrés. Les mouches sont fréquemment infectées, mais le Dr Romer n'a pu constater le même fait ni dans les pulices, ni dans les pediculi, ni dans les moustiques. Il incrimine tout spécialement une sorte d'araignée : le solfuga aracnoïdes de la famille des arthrogastres.

Cette étude fort longue et très documentée se termine par des conclusions qui demandent une vaste réglementation internationale pour la défense des colonies contre la lèpre et l'éducation des indigènes dans les pays où cette affection est endémique.

CONCLUSIONS

La lecture de ces mémoires m'a suggéré un certain nombre de réflexions que je désirerais maintenant, Monsieur le Ministre, soumettre à votre attention dans la dernière partie de ce rapport sous forme de conclusion portant plus spécialement sur : *l'enseignement général de l'hygiène, la déclaration obligatoire des maladies infectieuses, la formation de spécialistes de l'hygiène,* et enfin *la centralisation de notre documentation sanitaire.*

I. — Enseignement général de l'hygiène

Sous l'influence gouvernementale l'hygiène a accompli de grands progrès dans notre pays en ces dernières années. La loi de février 1902 — avec son ensemble de réglementations sanitaires communales, de vaccinations, d'organisations de bureaux d'hygiène municipaux et enfin de services de désinfections départementaux — a mis notre pays au niveau, et quelquefois même en avance, des nations les mieux dotées au point de vue de la législation sanitaire.

Mais, suivant le vieil adage latin « Que sont les lois sans les mœurs » ce n'est pas tout que de légiférer en matière d'hygiène, il importe encore de faire comprendre aux populations et surtout aux populations rurales, quels bienfaits elles peuvent retirer de la stricte application des lois sanitaires. Pour parvenir à ce premier résultat il est nécessaire que l'enseignement de l'hygiène soit répandu partout aussi bien dans les classes primaires que dans les écoles professionnelles. Il faut que dès leur enfance et leur adolescence nos générations futures soient instruites en ce sens ; il faut qu'elles soient convaincues que l'hygiène est l'art de rendre la vie plus longue et plus facile.

II. — Déclaration obligatoire des maladies infectieuses

Il serait insuffisant de tenter la pénétration de ces idées dans le grand public, si le médecin praticien de nos villes et de nos campagnes n'était désormais pénétré du rôle social que lui imposent nos nouvelles lois. « Les déclarations obligatoires des maladies infectieuses ne sont pas faites ou sont trop rarement faites » nous disent unanimement tous les médecins des épidémies.

Or, c'est sur cette déclaration obligatoire que repose tout notre édifice sanitaire : une épidémie dont on connaît le premier cas peut être considérée maintenant comme une épidémie enrayée. Mais encore faut-il que l'on soit averti de ce premier cas. Si la législation actuelle, faisant peser peut-être trop lourdement le poids de cette déclaration sur le seul médecin, n'est pas jugée assez efficace, il deviendra nécessaire de la modifier en faisant partager à la famille du malade la responsabilité des non-déclarations.

Quelle que soit la méthode à employer, le premier but que nous devons poursuivre aujourd'hui, c'est d'obtenir la ponctualité dans ces déclarations. Je n'insisterai pas plus longuement sur ce point, que mes prédécesseurs ont été unanimes à signaler à l'attention de l'Administration.

III. — Formation de spécialistes de l'hygiène

Une autre remarque s'impose à l'esprit lorsqu'on parcourt les travaux d'épidémiologie qui, chaque année, sont soumis au jugement de l'Académie : un grand nombre de ces mémoires émanent de médecins militaires et bien peu sont dus à la plume de médecins civils.

Je sais que les soucis de la clientèle, les préoccupations de la vie quotidienne sont souvent l'apanage des seconds tandis que les premiers, .

assurés de leur existence et de leur carrière, jouissent de la tranquillité d'esprit nécessaire pour mener à bien des travaux scientifiques. On ne peut d'ailleurs que les féliciter d'occuper leurs loisirs d'une manière aussi intelligente et aussi utile pour le bien public. Ce n'est cependant pas cette unique raison de loisirs plus grands qui incite les médecins militaires à nous fournir de nombreux travaux sur les questions d'hygiène. Il est en effet beaucoup de nos confrères civils qui, avec une constante persévérance, apportent leur contribution à l'étude des questions médicales; mais ils sont plus fréquemment dirigés vers les questions d'ordre clinique ou thérapeutique.

Il y a donc à cet état de choses d'autres motifs, et j'estime que le principal est le suivant : à la fin de leurs études médicales, les médecins militaires passent une année entière dans une école spéciale. Là ils suivent des cours particuliers où une grande place est réservée à l'hygiène et à l'épidémiologie. Nos médecins militaires reçoivent ainsi, au Val-de-Grâce, une culture toute spéciale que n'ont point les médecins civils. Quoi de plus naturel alors, si nos confrères de l'armée continuent dans le cours de leur carrière à se préoccuper de questions que, dès les bancs de l'école, on leur a signalées comme primordiales.

Nous ne devons pas négliger cette remarque et faire en sorte que, si tous nos médecins civils apprennent l'hygiène à la Faculté de médecine, il soit permis à certains d'entre eux de devenir ensuite des hygiénistes. L'hygiène est devenue, en ces dernières années, une véritable spécialité, dont on ne peut acquérir l'enseignement que dans des Instituts particuliers. La plupart des pays étrangers nous ont précédé dans cette voie ; je dirai même plus, presque toutes les Facultés provinciales de France possèdent à l'heure actuelle leur institut d'hygiène : nous devons les imiter et organiser enfin l'Institut d'hygiène de la Faculté de médecine de Paris.

Ces médecins hygiénistes nous sont indispensables, si l'on veut assurer l'entière application de nos nouvelles lois sanitaires. C'est tout d'abord pour diriger les bureaux d'hygiène municipaux que nous avons besoin de spécialistes éprouvés : la loi impose leur choix ; mais il faut que ce choix soit possible, et nous serons réduits à les recruter désormais presque uniquement dans les Instituts de nos Facultés provinciales. La loi de 1902 a encore créé les commissions sanitaires d'arrondissement et les conseils départementaux d'hygiène ; elle nous impose la nécessité morale de préparer un certain nombre de médecins pour occuper utilement les places qui leur sont réservées dans ces assemblées.

C'est également à ces nouveaux spécialistes que nous pourrions confier désormais les attributions de médecins des épidémies.

IV. — CENTRALISATION DE NOTRE DOCUMENTATION SANITAIRE

Je suppose tous ces divers points résolus : nos étudiants ont reçu dans nos Facultés des notions suffisantes d'hygiène, nous leur avons inculqué une saine appréciation de leurs devoirs sociaux ; devenus praticiens, ils accomplissent avec une grande régularité leurs déclarations obligatoires. A côté de ces médecins, nous avons créé un corps de spécialistes qui sont partis gérer nos bureaux d'hygiène municipaux, prendre les fonctions de médecins des épidémies ou siéger dans nos commissions et conseils d'hygiène.

Que se passera-t-il dès lors ? Ce qui se produit dans le milieu militaire : un grand nombre de travaux d'hygiène et d'épidémiologie verront le jour puisque nous aurons orienté en ce sens l'activité de beaucoup de médecins. Il faudra centraliser tous ces travaux et c'est à ce moment que l'administration entrera utilement en œuvre. On peut cependant regretter qu'un rouage important fasse défaut à notre organisation sanitaire, ou plutôt qu'il ait été laissé facultatif aux départements de l'adopter ou non à leur organisme d'hygiène : c'est l'inspectorat départemental d'hygiène.

Dans les villes au-dessous de 20.000 habitants nous trouvons le bureau d'hygiène avec son fonctionnaire centralisateur. Au centre, à Paris, nous avons la direction compétente qui rassemble tout ce que produit la France en la matière. Mais dans le département il n'y a que le conseil départemental d'hygiène : comment pourra-t-il centraliser tout le travail, toute la documentation et des bureaux d'hygiène, et des commissions sanitaires et le sien propre? Pour assurer et surveiller le fonctionnement de l'ensemble départemental il est indispensable de posséder l'inspecteur départemental. Dans les conseils départementaux d'hygiène il est une besogne trop grosse pour qu'on puisse l'imposer bénévolement à un vice-président ou à un secrétaire. Quelques-uns consentent à s'en charger; on ne saurait trop les remercier de l'intérêt tout gratuit qu'ils portent à la chose publique; mais ces efforts, louables en eux-mêmes, ne porteront tous leurs fruits que lorsqu'ils seront généralisés et quand, de tous les départements français nous parviendra une documentation précise semblable à celle envoyée aujourd'hui par les plus zélés.

A cette époque rapprochée, souhaitons-le, nous pourrons dresser utilement, chaque année, la carte épidémiologique de notre pays. C'est alors que le législateur et l'administrateur auront en mains la seule et unique documentation leur permettant d'agir efficacement et de continuer la lutte entreprise contre la maladie infectieuse. Sur ce tracé physique de la contagion, ils pourront — comme le tacticien à la veille d'une bataille — inscrire le plan efficace d'une lutte administrative.

La commission et le rapporteur sont unanimes à demander que le crédit annuel de 3oo francs alloué pour les récompenses à décerner aux auteurs des meilleurs travaux soit porté désormais à 5oo francs. Cette demande a été accueillie favorablement par l'Académie.

PROPOSITIONS DE RÉCOMPENSES (1)

Médaille d'or.

M. Martel, vétérinaire, chef du service vétérinaire sanitaire de Paris et du département de la Seine, pour son : *Rapport sur les opérations du service sanitaire et vétérinaire de Paris et du département de la Seine pendant l'année 1904.*

Rappels de médailles d'or.

M. le Dr Chabenat, médecin à la Châtre (Indre), pour son : *Rapport sur les épidémies qui ont sévi dans l'arrondissement de la Châtre en 1903* ;

M. le Dr Hébert, à Audierne (Finistère), pour son : *Rapport sur une épidémie de fièvre typhoïde à Trouzenn (Finistère)* ;

M. le Dr Marotte, médecin major de 1re classe au 4e escadron du train des équipages militaires à Lyon, pour sa : *Relation d'une épidémie de diphtérie observée aux batteries à cheval de la 6e division de cavalerie à Lyon.*

---

(1) Les récompenses ont été votées par l'Académie dans sa séance du 20 novembre 1906 et accordées par un arrêté du président du Conseil, ministre de l'Intérieur du 21 janvier 1907.

Rappel de médaille de vermeil.

M. le Dr Boquin, à Autun (Saône-et-Loire), pour son : *Rapport sur les épidémies de l'arrondissement d'Autun, en 1905.*

Médailles d'argent.

M. le Dr Malafosse, médecin major de 2° classe au 22° bataillon de chasseurs à pied à Albertville (Savoie), pour son travail sur : *L'influence du recrutement régional sur la propagation des maladies infectieuses dans le 2° groupe alpin;*

M. le Dr Moinet, médecin major de 2° classe attaché à la direction du service de santé du 9° corps d'armée à Tours, pour sa relation sur : *La fièvre typhoïde dans le 9° corps d'armée de 1895 à 1904;*

M. le Dr Ott, médecin à Lillebonne (Seine-Inférieure), pour son mémoire ayant pour titre : *La fièvre typhoïde à Lillebonne en 1904 et 1905;*

M. le Dr Römer, médecin en chef de l'hôpital de Medan (Sumatra), pour son travail : *La lèpre à Sumatra.*

Rappels de médaille d'argent.

M. le Dr Conor, médecin major de 2° classe, attaché à la direction du service de santé du 3° corps d'armée à Rouen, pour son : *Étude de*

l'influence des maladies épidémiques de la population civile sur l'état sani-
taire de l'armée;

M. le Dr GAGNIÈRE, médecin à Saint-Chef (Isère), pour son : *Rapport des luttes contre les épidémies urbaines et rurales de 1893 à 1905.*

M. le Dr JOLY, médecin major de 1° classe au 94° d'infanterie à Bar-le-Duc, pour son travail sur : *La fièvre typhoïde dans la garnison de Bar-le-Duc de 1871 à 1905 ;*

M. le D^r LE PAGE VIGER, médecin à Orléans, pour l'établissement du : *Bulletin annuel du bureau municipal d'hygiène d'Orléans en 1905.*

Médailles de bronze.

M. le Dr BLAREZ, médecin à Bordeaux, pour son : *Rapport des travaux du conseil départemental d'hygiène et des commissions sanitaires de la Gironde, années 1903 et 1904 ;*

M. le Dr COLIEZ (Maurice), médecin à Longwy-Bas (Meurthe-et-Moselle), pour ses : *Notes sur une épidémie de rougeole à Longwy ;*

M. le Dr COUSTAN, médecin à Fabrègues (Hérault), pour son mémoire : *Quatre années d'hygiène appliquée dans la commune de Fabrègues près Montpellier ;*

M. le Dr DELOBEL, médecin à Noyon (Oise), pour son travail : *Observations et réflexions sur quelques cas de fièvre typhoïde à Noyon en 1905;*

M. le Dr DEVAUX, médecin major de 2° classe des troupes colo-niales, pour son mémoire ayant pour titre : *Rôle capital de la misère physiologique des habitants dans deux épidémies palustres à Madagascar ;*

M. le Dr Dupard, médecin major de 1re classe au 139e d'infanterie à Aurillac, pour son travail : *Compte rendu d'une épidémie de scarlatine en 1905 au 139e à Aurillac ;*

M. le Dr Fédou, médecin à Azille (Aude), pour son opuscule sur : *Une épidémie de rougeole en 1905 à Azille (Aude) ;*

M. le Dr Hirigoyen (L.) médecin de Bordeaux, pour son travail sur les : *Épidémies qui ont régné dans le département de la Gironde en 1905.*

M. le Dr Hermann Legrand, médecin sanitaire à Alexandrie (Égypte), pour son mémoire sur les : *Anaérobies dans les abcès du foie et du cerveau post-dysentériques des pays chauds ;*

M. le Dr Pujol (J.) médecin major de 1re classe des troupes coloniales, pour son : *Rapport sur 12 cas de béribéri à Sontay (Tonkin) ;*

M. le Dr Rouyer, médecin major de 2e classe au 3e bataillon de chasseurs à pied à Saint-Dié, pour son travail ayant pour titre : *La rougeole et la grippe dans la garnison de Saint-Dié en 1904 ;*

M. le Dr Sarailhé, médecin aide-major de 1re classe des troupes coloniales, pour son : *Rapport sur l'épidémie de choléra de la province de Tai-Ninh en 1904 ;*

M. le Dr Teissier, médecin major de 1re classe au 10e dragons à Montauban, pour son mémoire intitulé : *Contribution à l'étude de la prophylaxie des maladies épidémiques ;*

M. le Dr Zuccarelli (Pascal), médecin à Bastia (Corse), pour son mémoire sur : *l'Assainissement de la Corse ;*

M. le Dr Bodin, médecin à Tours, pour son: *Compte rendu du Conseil départemental d'hygiène et des commissions sanitaires du département d'Indre-et-Loire en 1905* ;

M. Coreil, directeur du bureau d'hygiène de Toulon (Var), pour son: *Rapport sur les travaux effectués par le bureau d'hygiène et le laboratoire municipal de la ville de Toulon pendant les années 1904 et 1905.*

Rappel de médaille de bronze.

M. le Dr Decouvelaere, médecin à Hazebrouck (Nord), pour son: *Rapport annuel sur l'état sanitaire de l'arrondissement d'Hazebrouck pendant l'année 1905.*

BIBLIOTHÈQUE NATIONALE IMPRIMÉS.

MELUN. IMPRIMERIE ADMINISTRATIVE. — Int. 112-08, nº 23

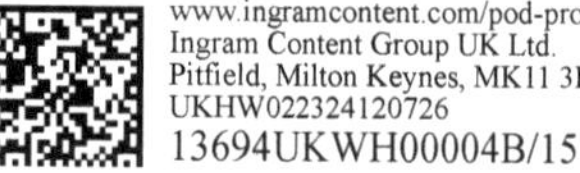
www.ingramcontent.com/pod-product-compliance
Ingram Content Group UK Ltd.
Pitfield, Milton Keynes, MK11 3LW, UK
UKHW022324120726
13694UKWH00004B/1518

9 782013 547451